Maladies par Rétention

RÉGIMES

ET

MENUS

SOURCE St-COLOMBAN

BAINS-LES-BAINS

(Vosges)

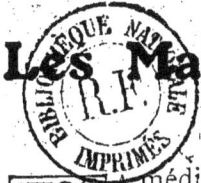

Les Maladies par Rétention

LA médication diurétique est une de celles dont les indications sont les plus nombreuses, parce qu'elle s'adresse à l'ensemble des cas où l'organisme est encombré par un excès de substances minérales ou organiques, normales ou anormales. En d'autres termes, toutes les « maladies par rétention », par insuffisance de l'élimination, ou par excès de production, maladies dont les travaux modernes ont singulièrement précisé et souligné l'importance, en sont justiciables à des degrés divers.

A nous en tenir aux espèces cliniques dûment cataloguées :

La **rétention des xantho-uriques** est certainement un des facteurs déterminants des accidents goutteux et uricémiques.

La **rétention des chlorures** joue, comme chacun sait, un rôle prédominant dans la pathogénie des œdèmes brightiques ou cardiaques.

La **rétention des pigments biliaires**, est la cause essentielle des états cholémiques.

La **rétention des toxines microbiennes et cellulaires** est un des mécanismes pathogéniques les plus importants des infections les plus diverses.

La **rétention des sels de chaux** semble enfin, d'après les travaux les plus récents, être une des causes provocatrices de l'artério-sclérose et de certaines formes de rhumatisme chronique.

Dans chaque cas particulier les deux indications principales consistent donc :

1º En l'institution d'un **régime** approprié qui réduise au minimum l'ingestion des aliments générateurs des substances excrémentitielles dont l'organisme est déjà encombré :

Régime pauvre en purines dans les accidents dérivant de la diathèse urique ;

Régime hypochloruré ou déchloruré chez les cardiaques et les brightiques ;

Régime hypoazoté et antitoxique dans les cholémies, les infections, les toxémies ;

Régime pauvre en sels de chaux dans le rhumatisme et l'artério-sclérose.

2° En l'institution de la **médication diurétique** par le passage rapide à travers l'économie d'un abondant courant d'eau faiblement minéralisée qui assurera un véritable lavage du sang, des tissus et des appareils traversés, la dissolution et l'élimination des substances excrémentitielles. La prescription correcte de l'Eau de Saint-Colomban réalise à merveille cette dernière indication.

Sa minéralisation très faible (o gr. 50 par litre, environ) est identique à celle d'Evian dont la réputation n'est plus à faire, mais Saint-Colomban est beaucoup plus pauvre en sels de chaux (o gr. 045 par litre), dont le rôle nocif semble bien établi dans le rhumatisme et l'artériosclérose. Elle fut classée, par Curie et Laborde, la troisième de l'Europe sous le rapport de la radio-activité, et l'on sait quelle influence énorme, quoiqu'encore imparfaitement connue, exerce cette radio-activité sur les phénomènes intimes de la nutrition.

Correctement administrée l'eau de Saint-Colomban détermine des poussées régulières d'élimination qu'on a pu, chez certaines uricémiques, comparer à de véritables saignées uriques.

Une eau diurétique n'agit pas enfin exclusivement parce qu'elle emporte, mais aussi parce qu'elle apporte ; or, il n'est pas douteux que l'oxyde de fer et les traces d'arsenic que renferme l'eau de Saint-Colomban ne contribuent à exercer sur l'hématose et sur la nutrition cellulaire, toujours perturbées, dans les états sus rappelés, une action bienfaisante.

Des exemples concrets, choisis parmi les espèces cliniques les plus courantes montreront comment on peut, dans un cas donné, réaliser ces deux indications : diététique et diurétique.

Nous avons espéré être utiles et agréables aux praticiens en réunissant à leur usage une série d'ordonnances diétético-diurétiques usuelles.

RÉGIMES

ET

MENUS

ARTHRITISME, URICÉMIE, LITHIASE URINAIRE

Prédisposition à la lithiase urique, au rhumatisme chronique, etc.

Régime hypo-purinique, hypo-azoté, hypo-carné

Aliments permis :

Potages maigres aux légumes, aux farines, aux pâtes.

Hors-d'œuvre : maigre de jambon, radis, huitres.

Viandes : bœuf, mouton, poulet, dinde, lapin domestique.

Poissons : sole, merlan, cabillaud, colin.

Œufs à la coque, sur le plat, en omelette.

Légumes, en abondance tous, sauf légumineuses, qui doivent être consommées modérément et à l'exception de : choux, choucroute, betterave, oseille, champignons, truffes qui doivent être proscrits.

Sont permis : céréales, pâtes, pommes de terre, riz, châtaignes, salades cuites, salades crues tendres, épinards, haricots verts, cardons, céleri, poireaux, carottes, navets, artichauts, choux-fleurs, etc.

Lait, laitages, *fromages frais.*

Fruits crus : fraises, framboises, cerises, abricots, pêches, raisins, figues, oranges, etc.

Fruits cuits : marmelades, compotes, confitures.

Crèmes renversées : gâteaux de riz.

Gâteaux secs.

Pain grillé.

Boissons : Eau de Saint-Colomban, infusions, additionnées au besoin d'un peu de vin blanc.

MENU TYPE

Déjeuner du matin :

    a) Pain grillé, 60 grammes.

    b) Infusion de sauge, 200 grammes.

    c) Fruits crus (raisins, pêches, figues), 200 grammes.

        ou cuits   —   une cuillère à soupe.

        ou confitures   —   une cuillère à dessert.

Dans la matinée : 250 cc. d'Eau de Saint-Colomban.

Midi (repas principal).

    a) Côtelette de mouton ou tranche de gigot ou bifteck,

        ou une aile de poulet ou de dindon,

        ou une sole, ou un merlan, ou une limande,

        ou deux œufs à la coque ou sur le plat.

    b) Pâtes ou pommes de terre ou riz,

        ou salades diverses,

        ou légumes herbacés ou tomates.

    c) Crème renversée,

        ou gâteau de riz ou de semoule,

        ou fruits crus, ou cuits, ou secs, ou confitures.

    d) Pain grillé, 60 grammes.

    e) Boisson : 250 cc. Eau de Saint-Colomban.

Après-midi : 250 cc. Eau de Saint-Colomban.

Dîner : *a)* Potage maigre aux légumes, au pain, au tapioca, au riz, aux céréales.

    b) Un œuf.

    c) Carottes ou pommes de terre ou épinards, ou artichauts, ou haricots, ou petits pois.

    d) Fruits crus, ou cuits, ou secs, ou confits.

    e) Pain grillé, 60 grammes.

    f) Boisson : 250 cc. Eau de Saint-Colomban.

GOUTTE CHRONIQUE
EN DEHORS DES PÉRIODES DE CRISE

Régime Hypo-purinique, Hypo-azoté et Hypo-carné

Aliments permis :

Viandes de boucherie : jambon modérément salé, poissons d'eau douce.

Œufs sous toutes les formes.

Lait, laitages, fromage blanc.

Tous les légumes, secs ou verts, à l'exception de l'oseille, des asperges, des champignons, des truffes.

Toutes les pâtes.

Tous les fruits, à l'exception des groseilles, framboises.

Pain.

Boissons : Eau de Saint-Colomban, cidre, vin blanc.

Aliments défendus :

Salaisons, conserves, charcuterie.

Gibier, coquillages.

Cervelle, ris de veau, viandes jeunes (veau).

Poissons de mer.

Champignons, oseille, rhubarbe, truffes.

Sucreries, pâtisseries.

Cacao, chocolat.

Condiments : poivre, cornichons, pistaches, etc.

Boissons : bières fortes, cidres doux, vins rouges, surtout Bourgogne, liqueurs, apéritifs, etc.

MENU TYPE

Le Matin au réveil : 250 à 500 cc. d'Eau de Saint-Colomban, tiédie au bain-marie et additionnée du jus d'un demi-citron, à prendre par gorgées en 15 à 20 minutes, en se promenant.

Dans la Matinée :

8ʰ   Une tasse de lait (250 cc.) non sucrée, avec biscottes ou biscuits.

Midi. Repas principal :

12ʰ   Côtelette de pré salé grillée.
Pommes de terre soufflées.
Haricots verts à la poulette.
Pommes cuites au four.
Pain grillé, 80 grammes.
Infusion aromatique, 250 cc.

Après-midi :

4ʰ   Eau de Saint-Colomban, 250 cc.

Dîner :

7ʰ   Potage julienne (préparé sans bouillon de viande).
Deux œufs à la coque.
Épinards à la crème.
Orange.
Pain grillé, 80 grammes.
Infusion aromatique, 250 cc.

Soir :

9-10ʰ   En se couchant : 250 cc. à 500 cc. Eau de Saint-Colomban, tiède, additionnée du jus d'un demi-citron.

ARTÉRIO=SCLÉROSE

Régime hypotoxique, acalcaire, décalcifiant

Aliments permis.

Viandes de boucherie

Volaille.

Lait — Fromage.

Légumineuses.

Légumes verts.

en quantité très restreintes,

80 à 120 grammes.

Œufs — 2 ou 3 au plus.
Pommes de terre, riz, pâtes, topinambours.
Lait caillé, 120 à 150 grammes.

Fruits crus : oranges, raisins, fraises, framboises, groseilles,
cerises, prunes, poires, pommes.
Fruits cuits : confits, marmelades, gelées, confitures.
Gâteaux secs, tartelettes.
Puddings, gâteaux de riz.

Boissons : Eau de Saint-Colomban, orangeade, citronnade.
— Infusions aromatiques — Cidre — Vin blanc très
étendu.

MENU TYPE

7ʰ Lait au café (120 cc. lait, 2 cuillères à soupe café) et biscottes.

9ʰ½ 200 cc. Eau de Saint-Colomban pure ou additionnée d'un quart de jus de citron ou (en saison) une grappe de raisin.

11ʰ½ Une aile de poulet.
Pommes de terre.
Marmelade de fruits.
Pain grillé.
200 cc. Eau de Saint-Colomban avec 2 cuillères à soupe de vin blanc.

2ʰ½ 200 cc. lait caillé.

5ʰ Un œuf à la coque.
2 cuillères à soupe de riz au gras.
Une orange.
150 cc. Eau de Saint-Colomban avec 2 cuillères à soupe de vin blanc.

7ʰ½ Un potage maigre aux légumes passés peu salé
150 cc. Eau de Saint-Colomban avec 2 cuillères à soupe de vin blanc.

10ʰ Une tasse d'infusion chaude (tilleul ou feuilles d'oranger).

RÉGIME GÉNÉRAL DES HÉPATIQUES

Aliments permis :

Viandes rouges (bœuf, mouton) ou blanches (veau, volaille) ou gélatineuses (tête et pieds de veau, pieds de mouton, cervelles), bien cuites, en quantité très modérée, 200 grammes au plus.

Maigre de jambon.
Œufs (2 ou 3 au plus).
Poissons maigres bouillis (sole, merlan, dorade, bar, etc.).
Légumes frais (petits pois, haricots verts, carottes, asperges, artichauts, scorsonères, salades cuites, etc.).

Pommes de terre.
Féculents, pâtes alimentaires, pain (en quantité restreinte).
Fruits sucrés bien mûrs.
Lait et laitages, fromage frais.
Boisson : Eau de Saint-Colomban.

Eviter surtout :

Les *graisses* et les viandes grasses (porc, oie, saumon, maquereau, anguille, etc.).

L· *acides* (vinaigre) ; les fruits insuffisamment mûrs ; l'oseille, les crucifères, choux, navets, raves, radis, etc.

Les *épices*, viandes faisandées, marinées, salées, conservées.

Les mets indigestes : crustacés, coquillages, oignons, etc.

Les *boissons alcooliques*, le chocolat.

MENU TYPE

Matin : Café au lait, sucré avec miel et biscottes ou pain grillé.

10^h Un verre à Bordeaux d'Eau de Saint-Colomban prise chaude (additionner chaque bouteille, au moment du débouchage, d'une cuillère à café de bicarbonate de soude).

Midi. Repas principal :

12^h a) Une noix de côtelette.

b) Un plat de pommes de terre.

c) Un légume frais.

d) Un fruit.

e) Pain rassis.

f) Vin blanc coupé d'Eau de Saint-Colomban ou infusion chaude.

Après-midi :

3^h ½ Un verre à Bordeaux d'Eau de Saint-Colomban, tiède, comme à 10 heures, ou une tasse de thé très léger.

Dîner :

6^h ½ a) Un potage maigre.

b) 2 œufs ou un poisson.

c) Légume frais.

d) Fromage frais.

e) Pain.

f) Boisson comme à midi.

Soir :

9-10^h Une tasse d'infusion chaude ; au besoin, dans la nuit, 150 cc. de lait chaud sucré coupé ou non d'Eau de Saint-Colomban bicarbonatée.

MAL DE BRIGHT

Néphrite aigüe. — Grande Urémie

Régime Classique lacto-fruitarien

Lait et laitages.

Potages au lait.

Tapioca, vermicelle, riz au lait.

Purées de pommes de terre au lait.

Fruits cuits, marmelades, confitures.

Fruits crus (pêches, raisins).

Eau diurétique de Saint-Colomban.

MENU·TYPE

7^h Potage ou bouillie au lait.

9^h Un fruit frais (grappe de raisin, fraises,
    orange).

11^h Potage au lait.
    Purée de pommes de terre au lait.
    Confitures.
    Biscottes, sans sel.
    Eau de Saint-Colomban.

2^h Potage au lait.
    Riz au lait.
    Fromage à la crème.
    Marmelade.
    Biscottes sans sel.
    Eau de Saint-Colomban.

4^h Un fruit frais (pêche, raisin, orange).

5^h Soupe au lait.
    Purée de pommes de terre au lait.
    Confitures.
    Biscottes sans sel.
    Eau de Saint-Colomban.

8^h Potage ou bouillie au lait.
    Un fruit frais.

Une tasse de lait sucré dans la nuit.

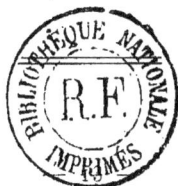

MAL DE BRIGHT
avec rétention des chlorures, hydropisies

Régime hypochloruré

Viande de bœuf ou de mouton, crue, grillée ou rôtie **sans sel**.

Poulet rôti, **sans sel**.

Poissons d'eau douce, **sans sel**.

Œufs frais crus ou à la coque, **sans sel**.

Lait et Laitages.

Beurre frais, crème fraîche, fromage **sans sel**.

Pommes de terre **sans sel**, cuites à l'eau, ou au four, ou sautées au beurre ou en purée.

Riz, petits pois au beurre ou au sucre, carottes, poireaux, chicorée, haricots verts, céleri, artichauts.

Sucreries, pâtisseries, **sans sel**.

Chocolat.

Pain ou biscottes **sans sel**.

Boisson : 1 litre ½ à 2 litres d'eau diurétique de St-Colomban.

N. B. — Les sauces et les assaisonnements seront préparés **sans sel** en employant au besoin de la gelée de viande (préparée sans sel), de l'estragon, du thym, du laurier, de l'oignon, du persil, du citron, de la farine, du beurre, des jaunes d'œuf.

MENU TYPE

8^h Café au lait, sucré, avec biscottes **sans sel**, miel et

beurre, 250 cc.

10^h 200 cc. Eau de Saint-Colomban.

12^h *a)* Côtelette de mouton grillée ou rôtie, **sans sel.**

b) Pommes de terre sautées au beurre, **sans sel.**

c) Petits pois au beurre et au sucre, **sans sel.**

d) Fromage à la crème, **sans sel.**

e) Pain **sans sel.**

f) 200 cc. Eau de Saint-Colomban.

4^h Thé au lait, sucré, avec biscottes, 250 cc.

7^h *a)* Tapioca au lait, **sans sel.**

b) Œufs à la coque, **sans sel.**

c) Carottes à la gelée de viande, **sans sel.**

d) Fruits de saison (pêche, raisin, orange).

e) Pain **sans sel.**

f) 200 cc. Eau de Saint-Colomban.

INFECTIONS AIGUËS DU TUBE DIGESTIF

ENTÉRITES AIGUËS

Régime Hydro-Hydrocarboné

Aliments permis.

Potages aux farines de céréales : au tapioca, au riz, aux pâtes. — Préparés à l'eau ou au bouillon de légumes.

Pâtes alimentaires : nouilles, macaronis. — A l'eau ou au bouillon de poulet, additionnés de beurre frais et de sel au moment de servir.

Purées de légumes : pommes de terre, carottes, gruaux de céréales, riz.

Fruits cuits et sucrés : marmelades, compotes, confitures.

Fruits confits : Tartelettes, gâteaux secs, breackfeasts.

Boisson : Eau de Saint-Colomban et infusions chaudes.

MENU TYPE

7^h Bouillon de légumes fait avec pommes de terre, navets,
carottes, poireaux, légumineuses, maïs, céréales, etc.,
200 cc. additionné de 2 cuillères à café de riz.

9$^h\frac{1}{2}$ Purée de pommes de terre légère, 200 grammes, à l'eau ou
au bouillon de poulet, additionnée d'une pincée de sel
et d'un peu de beurre frais au moment de servir.

100 cc. Eau de Saint-Colomban additionnée de 2 cuillères
à soupe de vin blanc.

12^h Bouillie à la farine d'orge (20 grammes) à l'eau et au sel
avec un peu de beurre frais ; 2 cuillères à café de gelée
de pommes ; un breackfeast.

2$^h\frac{1}{2}$ Nouilles cuites à l'eau, bien égouttées, additionnées de sel,
de beurre frais et au besoin d'un peu de sauce tomate
au moment de servir.

100 cc. Eau de Saint-Colomban additionnés de 2 cuillères
à soupe de vin blanc.

6^h Bouillon de légumes (200 cc.) additionné de 2 cuillères à
café de tapioca.

8$^h\frac{1}{2}$ Bouillie à la farine d'avoine (20 grammes) 2 cuillères à
café de gelée de groseilles; un breackfeast.

Dans la nuit, 200 cc. Eau de Saint-Colomban.

FIÈVRE TYPHOÏDE RÉGULIÈRE

Période d'État.

Régime liquide Hypo-Azoté et Antitoxique

===

Alimentation liquide :

Lait, laitages, — thé, café, tapioca, vermicelle, riz au lait.

Bouillies à l'eau, au lait, au bouillon de poulet, de jarret de veau ou de légumes préparées avec des farines d'orge, d'avoine, de froment, de maïs, de riz.

Orangeade, citronnade, tisanes, eau vineuse, champagne étendu, préparés avec de l'Eau de Saint-Colomban.

Gelées de fruits.

===

MENU TYPE

7ʰ	100 à 200 cc.	Lait (coupé de thé, café, etc., sucré de préférence).
8ʰ	100 cc.	Limonade citrique ou phosphorique ou eau vineuse préparées avec de l'Eau de Saint-Colomban.
9ʰ	100 cc.	Limonade acide ou eau vineuse.
10ʰ	100 à 200 cc.	Lait (coupé ou non, sucré).
11ʰ	100 cc.	Limonade citrique ou eau vineuse préparées avec de l'Eau de Saint-Colomban.
12ʰ	200 cc.	Potage à la farine d'orge ou d'avoine ou au tapioca.
1ʰ	100 cc.	Limonade citrique ou eau vineuse préparées avec de l'Eau de Saint-Colomban.
2ʰ	100 cc.	Limonade ou eau vineuse.
3ʰ	100 à 200 cc.	Lait (coupé ou non, sucré).
4ʰ	100 cc.	Limonade ou eau vineuse.
5ʰ	100 cc.	Limonade ou eau vineuse.
6ʰ	200 cc.	Potage à la farine d'orge ou d'avoine ou au tapioca.
7ʰ	100 cc.	Limonade.
8ʰ	100 à 200 cc.	Lait (coupé ou non, et sucré).
9ʰ	100 cc.	Limonade.
10ʰ	100 à 200 cc.	Lait (coupé ou non et sucré).

Dans la nuit, sauf sommeil, 2 prises de limonade et 1 prise de lait.

LA CURE

A LA

STATION THERMALE DE BAINS-LES-BAINS

(Vosges).

BAINS-LES-BAINS possède un grand nombre d'autres sources thermales (33° à 51°) d'un débit de 680.000 litres par jour, également très radio-actives et qui sont utilisées pour le traitement hydrothérapique appliqué dans les établissements de la Société thermale. Elles agissent d'une façon sédative, calmant l'éréthisme nerveux et les douleurs quelle qu'en soit l'origine, soit que cette sédation se localise sur l'estomac ou l'intestin (entéro-colite muco-membraneuse), sur l'utérus et ses annexes, dans les maladies des femmes, sur le cœur et les fonctions circulatoires, sur les affections rhumatismales et les autres manifestations arthritiques, ou encore sur le système nerveux en général.

Les eaux thermales de BAINS-LES-BAINS ont donc, on le voit, un grand nombre d'applications qui se font dans deux établissements fort bien installés, avec les derniers perfectionnements (bains de cabine et de piscine, douches horizontales, etc.).

Le traitement comporte la cure de boisson (source St-Colomban), et la cure thermale appliquée dans les établissements hydrothérapiques.

BAINS-LES-BAINS, situé sur la ligne de Nancy à Vesoul, est une petite ville bâtie au pied du versant méridional des Vosges, dans la vallée riante du Bagnerot. Elle est entourée de vastes forêts : des vergers, des cerisiers tapissent les coteaux voisins et encadrent de leur verdure les nombreuses fermes éparses çà et là.

L'altitude moyenne est de 400 mètres ; la vallée est orientée dans le sens des vents dominants venus de la chaîne des Vosges. Aussi, y respire-t-on un air vif et pur où les enfants anémiés, les neuro-arthritiques, les neurasthéniques et tous les déprimés viendront tonifier avec succès leur état général.

Le parc et de nombreuses promenades d'accès facile, peu fatigantes, permettront aux promeneurs le « bain d'air » continuel. Les excursions vers les vallées et les nombreux petits lacs des environs abondent dans ce pays très pittoresque. Les pêcheurs à la ligne pourront se livrer à leur plaisir favori. Un tennis est installé au parc.

Le Docteur A. Mathieu, médecin-consultant, directeur, se met à la disposition de ses confrères pour leur donner tous les renseignements complémentaires qu'ils pourraient désirer.

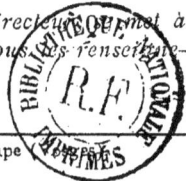

Pap. et Imp. L. GEISLER, aux Châtelles, par Raon-l'Etape

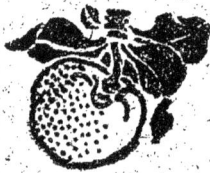